AF343933

DE

LA LÉTHARGIE.

DE LA
LÉTHARGIE

ET DES SIGNES

QUI DISTINGUENT

LA MORT RÉELLE

DE

LA MORT APPARENTE,

PAR F. L. PICHARD,

MÉDECIN.

Vita brevis, ars longa, occasio celeris,
experimentum periculosum, judicium
difficile.
Hipp., Sect. 1, Aphor. 1.

PARIS.

CHEZ HAUTECOEUR-MARTINET, LIBRAIRE,
RUE DU COQ-SAINT-HONORÉ, N° 13.

ET CHEZ L'AUTEUR,
RUE BEAUBOURG, N° 29.

1830.

INTRODUCTION.

La fréquence des accidens léthargi-
ques, le grand nombre de personnes jugées
mortes, et enterrées vivantes, soit par l'in-
suffisance du délai accordé pour les inhumations, soit par la précipitation des parens à se débarrasser du corps de leurs
proches, ou par l'impéritie et la légèreté
de quelques médecins vérificateurs des
décès; m'ont déterminé à mettre au jour
cet Opuscule : j'aurais pu grossir mes ci-
tations d'un grand nombre de faits récens,
publiés par les journaux [1]; mais j'ai re-

[1] Voyez *Censeur Européen*, n° 21, 27 janvier 1820.

— Les premiers n^{os} du journal intitulé *le Temps*.

— L'exemple du sieur Maurice D..., instituteur
et secrétaire de la mairie de Renfeugères, près Pavilly,
Journal de Paris du 27 février 1830.

noncé à cette profusion d'exemples, pensant qu'elle était sans utilité.

Cet ouvrage, écrit particulièrement pour les fonctionnaires publics appelés à constater les décès, peut être lu avec fruit par les gens du monde. Il renferme, dans un cadre étroit, ce que les meilleurs auteurs ont écrit sur la léthargie, sur les inhumations précipitées; il indique en outre les signes qui distinguent la mort réelle de la mort apparente, et les moyens à l'aide desquels on peut s'assurer si une personne est morte ou non, avant de procéder à son inhumation.

J'y ai ajouté les lois et dispositions sur les décès et les sépultures.

LA LÉTHARGIE.

CONSIDÉRATIONS
GÉNÉRALES.

Le mot léthargie dérive du grec λήθη ἀργός et signifie *oubli paresseux*.

La léthargie est une névrose des fonctions cérébrales, un sommeil profond et excessivement prolongé [1], sans aucune lésion spéciale.

On a vu des personnes très fatiguées dormir vingt-quatre, trente-six, quarante-huit heures, et plus. Félix Platérus cite l'exemple d'un homme qui dormit trois jours et trois nuits sans s'éveiller; Salmuth, celui d'une demoiselle qui, ayant dansé pendant deux jours, dormit sans interruption les quatre qui suivirent, y compris les nuits.

[1] Je ne parle ici que de la léthargie vraie ou essentielle, sans m'occuper des autres affections soporeuses, accompagnées ou précédées d'une maladie fébrile.

CAUSES.

Elles se rapportent toutes immédiatement ou sympathiquement au cerveau; mais on ignore comment, pour déterminer le sommeil, elles agissent sur cet organe. Seulement, l'expérience démontre qu'il suffit de comprimer le cerveau mis à nu d'un animal ou d'un homme, pour exciter le sommeil et le prolonger à volonté. L'exposition à une température très froide [1] produit aussi le même effet. Pendant la retraite de Moscou, nos braves soldats savent combien il leur fallait de courage pour résister à un sommeil qui causait la mort.

Il est aussi généralement connu qu'on a beaucoup de difficulté, sur le sommet glacé des très hautes montagnes, à se défendre du sommeil, et que l'on court le plus grand danger à s'y livrer.

DURÉE.

La léthargie n'a pas de durée certaine; elle se termine par le retour lent et gradué, ou subit, du malade à l'état où il était quand

[1] Cette cause de la léthargie était connue même de Gallien. *Lethargus a vehementi frigore ortum trahere censeo.*

elle a commencé : c'est le réveil successif ou instantané.

EXEMPLES DE LÉTHARGIE.

Un employé [1] des coches, âgé de 45 ans, affecté par une nouvelle qu'il apprend, s'endort peu à peu, et reste ainsi pendant quatre mois à l'hôpital de Rouen.

Pendant les deux premiers, il était insensible à tous les stimulans, et l'on remarquait à peine un léger frémissement des paupières; on parvenait cependant à lui administrer de temps en temps une cuillerée de bouillon ou de vin. Dans les deux derniers mois, il était moins profondément endormi, et semblait même se réveiller successivement. Lorsqu'il sortit de cet état, il était d'une maigreur extrême. Les stimulans administrés intérieurement et extérieurement, n'avaient été d'aucune utilité.

Un homme [2] s'endort pendant un mois sans qu'on puisse l'éveiller, sort tout-à-coup de cet état, y retombe deux ans après pour quatre

[1] M. Imbert, *Mémoires de l'Académie des Sciences*, 1713. Van-Swiéten rapporte aussi cette observation.

[2] Van-Swiéten.

mois, et a un troisième accès moins long l'année suivante.

A l'Hôtel-Dieu[1] de Paris, en 1766, on vit René Bellanger qui, pendant six ans, tomba constamment en léthargie du mardi au samedi, de quinze en quinze jours.

Entre les accès, il dormait comme les autres hommes, et s'éveillait aussi facilement. Il ne dut sa guérison qu'à des douches froides administrées sur la tête : les autres moyens avaient tous échoué.

SOINS A DONNER.

Placez le malade dans un lieu éclairé; — remuez-le souvent en l'appelant par son nom, *nomen ejus vocetur*, dit Gallien; — faites des frictions sèches sur les membres; — des affusions d'eau froide sur la tête; — administrez de légers excitans à l'intérieur, — des lavemens; — faites-lui respirer des odeurs fortes, telles que celles de cuir ou de plume brûlés, etc.; — évitez de donner des purgatifs trop irritans; — employez la saignée avec beaucoup de réserve.

[1] Lecamus, *Médecine pratique*.

Cependant, si le malade, au lieu de paraître dans un état calme, naturel, avait le pouls dur et très plein, — le visage coloré, — violet, — la respiration laborieuse et bruyante [1] :

Il faudrait. Lui placer le tronc presque droit; — la tête maintenue de manière à ce qu'elle ne pût tomber sur la poitrine, ni en arrière, *puis employer :* — les saignées, — les affusions d'eau froide sur la tête, — les synapismes aux extrémités inférieures.

Au contraire. Si le visage et les lèvres étaient décolorées, — la tête et le col mouillés d'une sueur froide; — si le pouls et le cœur avaient cessé de battre [2] :

On exposerait le malade au grand air, et on lui administrerait intérieurement et extérieurement les stimulans les plus actifs.

REMARQUE ESSENTIELLE.

Les différentes apnées improprement appelées asphyxies, les maladies convulsives, l'épilepsie, l'hystérie, la catalepsie, l'extase, l'apoplexie, le narcotisme, l'ivresse, la syn-

---

[1] Signes qui caractérisent l'apoplexie.
[2] Signes qui caractérisent la syncope.

cope, etc., etc., peuvent, aussi bien que la léthargie, simuler la mort réelle.

INHUMATIONS

ET ENSEVELISSEMENS PRÉCIPITÉS.

Ce ne sont pas seulement les inhumations précipitées qui sont dangereuses, mais encore les ensevelissemens hâtifs, attendu qu'ils gênent et interceptent la respiration. Il est imprudent et même barbare d'inhumer ou d'ensevelir trop tôt des personnes crues mortes. Les anciens en connaissaient le danger[1].

Héraclite fit un ouvrage intitulé Περιταπνον ou suivant M. de Sivry περι την απνοιαν, c'est-à-dire, *Traité de la respiration interceptée*. Il le composa à l'occasion d'une jeune fille qui passa pour morte pendant sept jours.

Démocrite, dit Gallien, fit aussi, cinq cents ans avant l'ère chrétienne, un traité sur le même sujet.

Pline, sous le titre de *His qui elati revixerunt*,

---

[1] Les Romains gardaient leurs morts pendant plusieurs jours, et ensuite les brûlaient.

consacra un chapitre de son histoire naturelle aux accidens de ce genre, arrivés de son temps.

Valère Maxime, dans son chapitre *De morte non vulgari*, énumère ceux qui étaient arrivés à des personnages célèbres.

Asclépiade rapporte également un exemple d'inhumation précipitée.

Au milieu du dix-huitième siècle, Winslow, Bruhier, Louis Pineau [1], eurent la gloire d'éveiller l'attention publique sur le danger des inhumations précipitées, et d'exercer ainsi une heureuse influence sur la rédaction de notre code.

« Je ne chercherai point, dit le docteur Po-
« nier [2] dans son excellente thèse, à esquisser
« la position affreuse d'un malheureux, plongé
« tout vivant dans la tombe ! Renfermé étroi-
« tement dans le fatal cercueil, recouvert de
« plusieurs pieds de terre; poussant vaine-
« ment des cris plaintifs; s'agitant inutilement
« pour se débarrasser de son linceuil; réunis-
« sant en vain ses forces pour soulever cette
« masse de terre qui seule le sépare des per-

[1] Le docteur Pineau, 1775 : *Mémoire sur le danger des inhumations précipitées.*

[2] Le docteur Ponier, *Thèse* publiée en 1823.

« sonnes qui lui sont chères. Efforts impuis-
« sans! il s'affaiblit, il reste sans mouvement...
« Il faut accomplir son affreuse destinée!...
« Alors, aveuglé par un sombre désespoir, il
« tourne contre lui son inutile fureur, dé-
« chire son sein, ronge ses faibles bras.....
« et meurt dans les angoisses inexprimables
« d'une lente et douloureuse agonie. »

EXEMPLES

D'INHUMATIONS PRÉCIPITÉES.

Zacchias rapporte qu'un jeune homme atta-
qué de la peste, à Rome, fut porté deux fois
au Tibre avec les cadavres qu'on y jetait, et
cependant revint à la vie et à la santé.

Le comte Richard [1], entré seul dans une
église pendant la nuit, y trouva un corps dé-
posé dans une bière; le prétendu mort, se le-
vant brusquement, vint au-devant de lui les
bras étendus. Effrayé par cette apparition im-
prévue, le comte passa son épée au travers du
corps de ce malheureux, qui mourut réelle-

---

[1] Ranulphe, *Polychronici*, lib. 6, cap. 7, cité par Bruhier.

ment; aussi ordonna-t-il qu'à l'avenir il y aurait toujours quelqu'un pour garder les morts
jusqu'à l'enterrement.

L'abbé Prévost, le célèbre traducteur de
Richardson, en traversant la forêt de Chantil-
ly, fut, le 23 octobre 1763, frappé d'une atta-
que d'apoplexie; transporté chez le curé du
village le plus voisin, la justice fit sur-le-champ
procéder à l'autopsie du cadavre; un cri
poussé par le malheureux abbé fit connaître
qu'il n'était pas mort;.... mais il était trop
tard!...

Une dame [1], à la suite d'un accès de catalepsie, resta sans pouls et sans respiration. Ne
pouvant tirer de sang en ouvrant la veine, on
la crut morte, et l'on fit les apprêts de son
enterrement. Les stimulans la rappelèrent cependant à la vie : elle déclara, quand elle fut
rétablie, qu'elle avait vu tous les préparatifs
que l'on faisait pour l'ensevelir.

M. Doutre, négociant, étant au couvent des
Jacobins, à Perpignan, fut atteint d'une fièvre
adynamique, à laquelle on crut qu'il avait succombé. Dix-huit heures après, on se disposait

[1] Barthez, *Nouv. Elém. de la science de l'Homme.*

à l'ensevelir, lorsqu'un de ses amis aperçut un léger mouvement des yeux. Il vivait encore trente-deux ans après.

« Une jeune femme de Berne, nommée Anne
« Neuschwander, âgée de vingt-huit ans , ma-
« lade depuis assez long-temps, avait fait appe-
« ler un médecin du voisinage, qui ne put ar-
« river que le soir ; il était trop tard : on lui dit
« que la malade était morte. L'enterrement fut
« fixé au 29 août. Ce jour-là , le cercueil fut
« transporté au cimetière, accompagné des pa-
« rens et des amis de la défunte ; et déjà on
« l'avait descendu dans la fosse, déjà on avait
« commencé à le couvrir de terre , lorsqu'un
« long gémissement, sorti de la bière , jeta
« l'effroi dans l'ame de tous les assistans. On
« s'empressa d'enlever la terre qui couvrait le
« cercueil, puis on transporta chez elle la pré-
« tendue défunte , qui reçut tous les soins
« qu'exigeait son état. On ignore encore si
« elle survivra. » (*Journal de Paris*, 9 septembre 1829).

On écrit de Pont-à-Mousson (Meurthe), que le samedi 7 novembre, on a enterré, dans cette ville, un homme vivant !!! Voici , dit le *Journal des Débats* du 22 novembre 1829, ce que contient à ce sujet le *Courrier de la Moselle* du 19 :

« Un officier en retraite qui habitait à Pont-
« à-Mousson, tomba dans une profonde léthar-
« gie, et, soit que l'on eût rempli les formalités
« voulues par les lois pour s'assurer de son
« décès, soit que l'immobilité de ses membres
« et la pâleur de ses traits l'eussent fait sup-
« poser, on l'enterra au bout de *trente - six*
« *heures* seulement. Après que les prières d'u-
« sage eurent été prononcées, on le transporta
« au cimetière, où l'inhumation devait avoir
« lieu ; mais à peine ceux qui assistaient à cette
« triste et malheureuse cérémonie étaient-ils
« retirés, à peine la moitié de la fosse était-
« elle comblée, que des bruits sourds prove-
« nant du cercueil se firent entendre et vin-
« rent frapper l'attention des fossoyeurs : l'un
« d'eux, n'osant rien faire par lui-même, cou-
« rut appeler un commissaire de police et un
« médecin, pour les rendre témoins du fait
« qui avait lieu; enfin, trois quarts d'heure
« s'écoulèrent avant qu'on pût ouvrir le cer-
« cueil. On trouva le malheureux officier une
« main derrière la tête, la bouche ensanglan-
« tée; le médecin voulut opérer la saignée, et

« fit jaillir quelques gouttes de sang ; il le
« brûla ensuite au doigt ; mais plus de signes
« d'une vie qui s'était éteinte de la manière
« la plus horrible. »

En France, on fait les inhumations au bout
de vingt-quatre heures, hors les cas prévus
par les réglemens de police. (Art. 77 du *Code
civil.*) *Voyez* page 34, art. 1er.

Dans le reste de l'Europe, le terme ordi-
naire est de deux, de trois, et même de quatre jours.

En Allemagne et en Prusse, indépendam-
ment des médecins vérificateurs des décès, il
y a des lieux où l'on dépose les morts jusqu'à
ce qu'on soit assuré par des signes non-équi-
voques de l'extinction de la vie.

Voici, d'après Foucher [1], la description d'un
de ces établissemens :

« Quelques villes d'Allemagne ont bâti dans
« leurs cimetières des chambres où les corps
« sont conservés quelque temps avant de les
« descendre dans la tombe. Ces chambres con-
« sistent en une vaste salle, dans laquelle on
« entretient continuellement une douce cha-

---

[1] *Dissertation sur les signes de la mort.*

« leur ; les cercueils découverts sont placés de
« distance en distance sur des tréteaux, le cor-
« don d'une sonnette très-facile à mettre en
« mouvement est passé autour des mains de
« l'enseveli, de manière à avertir le gardien,
« placé dans un local voisin, si la personne
« donnait le moindre signe de vie. Ce gardien,
« qui est toujours un homme intelligent, a
« près de lui une petite pharmacie dans la-
« quelle le médecin peut trouver tous les mé-
« dicamens nécessaires. »

Je ne me permettrai aucune réflexion sur
les exemples que je viens de rapporter dans ce
chapitre, seulement je provoquerai la solu-
tion des questions suivantes :

En ensevelissant un mort, ne serait-il pas
convenable de lui laisser la face découverte, au
moins jusqu'au moment de la levée du corps?

Peut-on sans crainte inhumer après un délai
de quarante-huit heures une personne morte
subitement?

Est-ce assez de vingt-quatre heures dans les
cas ordinaires?

Les médecins chargés de s'assurer si les personnes sont mortes, sont-ils tous assez instruits pour le faire convenablement?

Connaissent-ils bien tous les signes qui distinguent la mort réelle de la mort apparente?

Pourquoi n'y a-t-il pas en France d'établissemens semblables ou analogues à ceux qui existent en Allemagne?

SIGNES

QUI DISTINGUENT LA MORT RÉELLE

DE LA MORT APPARENTE.

La mort est la cessation absolue et sans retour des propriétés qui caractérisent la vie.

LES SIGNES DE LA MORT RÉELLE SONT :

1° L'absence du sentiment.
2° ———— de la contractilité.
3° ———— de la circulation (*Cessation des battemens du cœur et du pouls.*)
4° ———— de la respiration.
5° Le refroidissement.
6° L'aspect adynamique de la face.
7° La toile glaireuse ou muqueuse de la cornée. (Mollesse et flaccidité des yeux.)
8° Les taches, lividités et vergetures.
9° Le relâchement des sphincters.
10° La roideur cadavérique.
11° La putréfaction.

Il faut examiner attentivement l'ensemble
de tous ces signes, pour oser prononcer sur
la mort d'une personne; car, la putréfaction
exceptée, chacun d'eux pris séparément ne
donne qu'un faible degré de certitude, comme
on va le voir par leur examen particulier.

ABSENCE
DU SENTIMENT.

La sensibilité animale est cette propriété
qui transmet l'impression des agens extérieurs
au *Censorium commune*; sa liaison avec la contractilité musculaire est inhérente à la fibre,
et peut être mise en jeu par le galvanisme
long-temps après la mort. Elle cesse dans plusieurs affections pathologiques, telles que
l'hystérie, l'épilepsie, etc., d'où l'on peut in-
férer que l'absence de cette propriété, consi-
dérée isolément, n'offre pas un indice certain.

ABSENCE
DE LA CONTRACTILITÉ.

L'absence d'action du système locomoteur
n'est point non plus un signe assuré; car

l'immobilité peut avoir lieu dans une foule
de maladies, comme les paralysies, la syncope, l'asphyxie, etc., et la contractilité exis-
ter après la mort même : en effet, outre les
résultats qu'on obtient par le galvanisme, ne
voit-on pas des mouvemens[1] de la poitrine,
et d'autres dans l'abdomen des cadavres, plusieurs jours après la mort? Ces mouvemens
peuvent être considérés comme un phéno-
mène dû au développement de gaz élastiques,
lors de la décomposition des tissus.

ABSENCE

DE LA CIRCULATION,

CESSATION DES BATTEMENS DU CŒUR ET DU POULS.

Ces signes, pris isolément, sont peu certains, puisqu'on les voit également dans la
léthargie, la syncope[2], etc.

Il y a, dit-on, des personnes qui suspen-
dent les mouvemens du cœur à volonté;

[1] Lancisi. — Winslow.
[2] D'ailleurs le pouls varie suivant l'âge, le sexe, la
température, etc.

Pline, Saint Augustin, nous en fournissent des exemples, l'un, dans l'*Histoire d'Hermotime de Clazomène*, l'autre, dans le prêtre Restitut. Tout le monde connaît celui du colonel Townshend.

Les Lapons jouissent au plus haut point de cette faculté. Fortuna [1] a prétendu pouvoir aussi à son gré ralentir ou accélérer son pouls.

Berryat [2] rapporte l'exemple d'une dame qui offrait la singularité de suspendre les pulsations des artères et du cœur, même après s'être donné beaucoup d'exercice.

Un espion [3] ayant été pris, et voyant son supplice se préparer, essaya de s'y soustraire en contrefaisant le mort : il suspendit sa respiration et tous les mouvemens volontaires pendant douze heures, et supporta toutes les épreuves qu'on lui fit subir pour s'assurer de la réalité de sa mort.

[1] *Journal général de Médecine*, XXXVI, n° 159, page 329.

[2] *Mémoire de l'Académie royale de Paris*, année 1748.

[3] Minvielle et Chauvet, *Dissertation sur la respiration*.

ABSENCE

DE LA RESPIRATION.

La suspension prolongée de la respiration peut produire la mort : cependant des exemples nombreux prouvent que cette fonction peut être interrompue assez long-temps sans inconvénient. Dans la syncope, les apnées, etc., elle peut être tellement latente, qu'il est quelquefois impossible de reconnaître si une personne a cessé de respirer [1]. Les plongeurs jouissent de la faculté de suspendre leur respiration pendant un temps assez long.

De nos jours, un scélérat [2] a profité de cette faculté pour commettre des crimes atroces : il se glissait dans les endroits palissadés où les dames indiennes de Calcuta vont se baigner, en saisissait une par les jambes, la noyait et la dépouillait de ses bijoux; on la croyait enlevée par des crocodiles. Une demoiselle étant parvenue à lui échapper, on

[1] On doit toujours employer le stéthoscope pour s'assurer si le malade respire.

[2] *Supplément au journal de Lyon*, 26 mars 1822.

se saisit de l'assassin, qui fut pendu en 1817.
Il avoua qu'il y avait sept ans qu'il exerçait
cet horrible métier.

DU REFROIDISSEMENT.

Dans les asphyxies par certains gaz, tels
que le gaz acide carbonique, dans les apo-
plexies, les fièvres ataxiques ou adéno-ner-
veuses, les cadavres des personnes qui ont
succombé, conservent leur chaleur fort long-
temps. Au contraire, dans les asphyxies par
submersion, par le froid, etc., le corps glacé
du sujet pourrait faire croire à une mort qui
souvent n'est qu'apparente. Aussi la chaleur
et le refroidissement sont-ils des signes très
équivoques de vie ou de mort.

ASPECT ADYNAMYQUE [1]

DE LA FACE.

Poussière sur l'épiderme de la face, sur le
nez, spécialement sur les poils des narines

[1] Chaussier. — Facies hippocratica. — Nasus acutus
oculi cavi, tempora collapsa, aures frigidæ ac contractæ, et

et les cils; paupières affaissées, entr'ouvertes, conjonctive terne, yeux larmoyans, sans éclat, contournés de manière qu'on n'aperçoit presque pas la sclérotique; pupille ridée, rebords orbitaires saillans; joues déprimées au niveau de la racine des dents molaires de la mâchoire supérieure; lèvres livides et flétries; le menton comme le front ridé et aride; sueur glaciale sur divers points de la face, spécialement autour des narines, sur le front et sur les tempes. Ce dernier signe s'observe dans certaines maladies aiguës; il est souvent le résultat de la connaissance que le malade a de son état : on le voit ordinairement chez les individus condamnés à la peine capitale. Il manque presque toujours chez les personnes qui périssent de mort subite [1].

extremitates aurium inversæ, cutis circa frontem dura et circumtanta ac arida, color totius faciei pallidus aut etiam niger et lividus et plumbeus.

[1] Fodéré.

TOILE GLAIREUSE OU MUQUEUSE

DE LA CORNÉE,

MOLLESSE ET FLACCIDITÉ DES YEUX.

Peu de temps après la mort, quelquefois même avant, les yeux se couvrent d'un enduit muqueux, qui forme une couche très fine sur la cornée transparente; cette couche se fend quand on la touche, et s'enlève facilement en essuyant la cornée.

On la voit dans quelques maladies des yeux. Louis a souvent observé un enduit de matière glaireuse sur la cornée dans certaines maladies des paupières. On ne remarque pas ce signe chez les personnes mortes d'apoplexie, ou d'asphyxie par le gaz acide carbonique, ou de la rupture d'un anévrisme du cœur, et l'on a rappelé à la vie[1] des noyés et autres asphyxiés chez lesquels il existait.

[1] M. Desgranges, de Lyon, deuxième *Mémoire sur les Noyés*, page 58.

TACHES, LIVIDITÉS, VERGETURES.

Ces signes, dus à la coagulation du sang arrêté dans les vaisseaux capillaires de la peau, se remarquent ordinairement aux parties les plus déclives : on les voit au cou, à la tête, au dos, aux fesses, etc.; ils occupent une étendue superficielle plus ou moins grande, leur couleur varie depuis le brun jusqu'au rouge-violet.

On les remarque quelquefois chez les pthisiques et dans quelques attaques d'apoplexie.

RELACHEMENT DES SPHINCTERS.

Quelque temps après la mort, les matières fécales et les urines s'écoulent d'elles-mêmes par le relâchement des sphincters de l'anus et de la vessie; cependant ce signe ne saurait être concluant, car il accompagne assez souvent les syncopes légères, les attaques d'épilepsie, etc.

ROIDEUR CADAVÉRIQUE.

La roideur cadavérique arrive constamment après la mort [1]; avec de l'attention, il est toujours facile au médecin de la distinguer de celle qui survient par la congélation, l'asphyxie, la fièvre ataxique, l'inflammation de la pulpe cérébrale, l'apoplexie, le tétanos et autres maladies nerveuses.

La roideur, suite de la congellation, se reconnaît aux circonstances commémoratives. Dans les affections nerveuses graves, les membres deviennent roides; mais le corps conserve un degré de chaleur appréciable au thermomètre, et la roideur précède toujours la mort apparente. Au contraire, l'extinction de tout mouvement vital précède toujours la roideur cadavérique.

[1] C'est, après la putréfaction, le seul signe certain de la mort, dit Bruhier. Louis en fait une mention spéciale, l'ayant observée sur plus de 500 cadavres. Ses expériences, répétées par Nysten, viennent à l'appui de son opinion.

PUTRÉFACTION.

La putréfaction ou décomposition est un signe certain de la mort ; elle commence lorsque la roideur cadavérique diminue. On la reconnaît aux signes suivans : perte des propriétés de tissu, diminution de consistance des chairs, altération dans la couleur de la peau qui devient terreuse, gonflement de l'abdomen, couleur bleue-verdâtre, surtout aux environs de la ligne blanche ; odeur nauséabonde, fétide, etc.

MOYENS

A L'AIDE DESQUELS ON PEUT S'ASSURER SI UNE PERSONNE EST MORTE OU NON.

Présentez devant la bouche et les narines un miroir ou un corps poli, examinez s'il se ternit; voyez si la flamme d'une bougie, des brins de coton, de laine, ou toute autre substance légère, vacillent; appliquez attentivement le stéthoscope sur plusieurs points de la poitrine, afin de vous assurer si la respiration a lieu. L'excitation du moral a quelquefois produit d'heureux résultats.

Le chirurgien[1] Chevalier étant dans un état de stupeur, et tous les moyens employés pour le rappeler à la vie ayant été infructueux, reprit tout-à-coup ses sens, lorsque quelqu'un, qui le connaissait pour un joueur de piquet passionné, eût prononcé fortement ces paroles : *quinte, quatorze et le point !*

Un Anglais[2], éperdument amoureux, resta

[1] Louis, d'après Ledran.
[2] Tulpius, lib. 1, obs. 22.

un jour entier dans un état cataleptique, et ne revint à lui que lorsqu'on lui eut dit qu'il épouserait sa maîtresse.

Un mathématicien [1], plongé dans une affection soporeuse, ne put être éveillé que par un ami qui lui demanda le carré de douze. Le malade répondit aussitôt cent quarante-quatre.

Lorsque ces moyens auront été infructueux, on pourra employer avec avantage les lavemens excitans, la saignée, les vésicatoires, les ventouses scarrifiées, les incisions à la paume des mains, à la plante des pieds, aux épaules.

La brûlure avec la cire d'Espagne, l'eau, l'huile bouillante, le moxa, le cautère actuel, etc.

L'insufflation pulmonaire avec l'instrument de Dacheux pourrait être salutaire dans l'asphyxie par submersion.

L'électricité et surtout le galvanisme peuvent aussi être utilement appliqués, comme le prouvent les expériences faites par M. Magendie.

[1] Mahon, *Médecine légale*.

LOIS ET ORDONNANCES

SUR LES

DÉCÈS ET SÉPULTURES.

ARTICLE PREMIER.

Aucune inhumation n'a lieu sans l'autorisation (sur papier timbré et sans frais) de l'officier de l'état civil; après qu'il s'est assuré du décès en faisant visiter le décédé par le chirurgien à ce proposé, l'inhumation n'a lieu que vingt-quatre heures après le décès, sauf les cas prévus par les réglemens de police. (*Code civil*, art. 77.)

ART. II.

Celui qui, sans l'autorisation de l'officier public, fait inhumer un individu décédé, est puni de six jours à deux mois d'emprisonnement, et d'une amende de 16 à 50 francs, sans préjudice de la poursuite des crimes dont les auteurs de ce délit pourraient être prévenus dans cette circonstance.

La même peine a lieu contre ceux qui contreviennent de quelque manière que ce soit à la loi et aux réglemens relatifs aux inhumations précipitées. (*Code pénal,* art. 358. Voir l'art. 26 ci-après.)

Art. III.

L'inhumation n'a lieu avant les vingt-quatre heures du décès que sur l'avis des médecins et chirurgiens qui ont suivi la maladie, ou de ceux préposés à la visite des décédés; cet avis est transmis à l'officier de police et à l'officier de l'état civil. (*Ordonnance du préfet de police* du 14 messidor an XII. 3 juillet 1804, art. 2.)

Art. IV.

En cas d'indice ou de soupçon de mort violente, un officier de police, assisté d'un médecin ou chirurgien, dresse procès-verbal du décès et de ses circonstances, avant l'inhumation, extrait du procès-verbal est transmis à l'officier de l'état civil, pour la rédaction de l'acte de décès. (*Code civil* , art. 81 et 82.)

En cas de mort violente, l'officier de police peut, s'il le juge convenable, retarder l'inhumation et ordonner qu'elle soit faite dans une fosse séparée. (*Ordonnance précitée du préfet* , art. 3.)

Art V.

En cas de maladie contagieuse, l'ouverture du cadavre peut être ordonnée d'office, ou à la réquisition des médecins et chirurgiens qui ont suivi la maladie. Si l'ouverture est demandée par ces derniers pour les progrès de l'art, elle n'a lieu que du consentement de la famille, et après en avoir prévenu l'officier de police. (*Idem* , art. 5 et 6.)

Art. VI.

Toutes les fois qu'un officier de police constate un décès, il en fait prévenir, avant de se retirer, le juge-de-paix de l'arrondissement, dans le cas où il y aurait lieu à l'apposition des scellés, et il en fait mention dans son procès-verbal. (Voir *Dictionnaire de police moderne*, *Domaine public*, art. 3.)

Art. VII.

Aucune inhumation n'a lieu dans les églises ni autres endroits où l'on se rassemble pour l'exercice des cultes, ni dans l'enceinte des villes et bourgs. (*Décret* du 23 prairial an XII (12 juin 1804), art. 1er.)

Art. VIII.

Il y a, hors de chaque ville et bourg, à la distance de dix-huit, vingt toises de leur enceinte, des terrains spécialement consacrés aux inhumations : ceux du Nord sont choisis de préférence. Ils sont clos de murs d'une toise au moins d'élévation. On peut y faire des plantations, mais sans gêner la circulation de l'air. (*Idem*, art. 2 et 3.)

Chaque inhumation est faite dans une fosse séparée, d'un mètre et demi à deux mètres de profondeur, sur huit décimètres de largeur, et est ensuite remplie de terre bien foulée. Chaque fosse est distante l'une de l'autre de trois à quatre décimètres sur les côtés, et de trois à cinq à la tête et aux pieds. (*Idem*, art. 4 et 5.)

Art. IX.

L'ouverture des fosses pour de nouvelles sépultures n'a lieu que de cinq en cinq ans ; en conséquence, les cimetières sont cinq fois plus grands que l'espace nécessaire pour le nombre présumé des morts par an. (*Idem*, Art. 6.)

Les cimetières fermés après ledit espace de cinq ans, ne servent à aucun usage pendant les cinq années suivantes ; ils peuvent être ensuite affermés, mais pour n'être qu'ensemencés ou plantés, sans qu'on puisse y faire aucune fouille ni fondations pour constructions, jusqu'à ce qu'il en soit autrement ordonné. (*Idem*, art. 8 et 9.)

Art. X.

Il peut être fait des concessions de terrains dans les cimetières, aux personnes qui désirent une place distincte pour y fonder leur sépulture et celle de leurs parens ou successeurs, et y construire des caveaux, monumens ou tombeaux , moyennant une offre de leur part de fondations ou donations en faveur des pauvres et hospices , et une somme pour la commune. Lesdites fondations ou donations doivent être autorisées par le Gouvernement. (*Idem*, art. 10 et 11.)

Art. XI.

Toute personne peut être enterrée sur sa propriété , si elle est hors de l'enceinte des villes et bourgs. (*Idem*, art. 14. *Voyez* les art. 18 et 21 ci-après.)

Art. XII.

Dans les communes où l'on professe plusieurs cultes, chaque culte a un lieu d'inhumation particulière. S'il n'y a qu'un seul cimetière, il est séparé par des murs, haies ou fossés, en autant de parties qu'il y a de cultes différens, avec une entrée particulière pour chacun, et en proportionnant l'espace au nombre d'habitans de chaque culte. (*Id.*, art. 15.)

Art. XIII.

Tout lieu de sépulture est soumis à l'autorité, police et surveillance des administrations municipales. (*Idem*, art. 16.)

Art. XIV.

Défenses d'élever aucune habitation ni creuser aucun puits, à moins de cent mètres de distance d'un des nouveaux cimetières transférés hors des communes. Les bâtimens existant ne peuvent être restaurés ni augmentés sans autorisation.

Les puits peuvent, après visite contradictoire, être comblés, en vertu d'ordonnance du préfet du département, sur la demande de la police locale. (*Décret* du 7 mars 1808.)

Art. XV.

Il est défendu de tenir dans les cimetières des assemblées profanes, d'y commettre des indécences, sous peine de punition corporelle, comme aussi d'y faire paître des bestiaux. (*Arrêt du Conseil* du 2 juin 1614 ; *idem*, du Parlement de Rennes, du 14 mai 1622 ; *idem*, de Paris, du 4 août 1745.)

Art. XVI.

Les autorités locales s'opposent à toute exhumation non autorisée, et à ce qu'il se commette dans les lieux de sépulture aucun désordre ni aucun acte contraire au respect dû à la mémoire des morts. (*Décret précité*, du 23 prairial an XII, art. 17.)

Art. XVII.

Les enlèvemens de cadavres des lieux de sépulture sont formellement interdits, sauf les exhumations autorisées. (*Ordonnance précitée du préfet de police*, art. 8.)

Toute violation de tombeaux ou de sépulture est punie d'un emprisonnement de trois mois à un an, et de 16 à 200 francs d'amende, sans préjudice des peines contre les crimes ou délits qui seraient joints à celui-ci. (*Code pénal*, art. 360.)

Défense aux fossoyeurs et autres d'enlever les draps et linceuls. (*Ordonnance précitée du Préfet*, art. 9.)

Les peines ci-dessus leur sont applicables.

Art. XVIII.

Nulle inhumation n'a lieu dans une propriété particulière, sans une permission expresse ; la propriété doit être close de murs de hauteur suffisante, et avoir été reconnue pour ne présenter aucun inconvénient. (*Idem*, art. 11.)

Art. XIX.

Le lieu consacré à une sépulture particulière y est affecté pendant tout le temps jugé nécessaire, d'après la nature du terrain. (*Idem*, art. 12.)

Art. XX.

Les fosses dans les propriétés particulières sont de mêmes dimensions que dans les cimetières. (*Idem*, art. 13.)

Art. XXI.

En cas de vente du terrain où se trouve une sépulture particulière, le nouveau propriétaire se conforme aux conditions imposées lors de la sépulture, ou obtient la permission pour faire exhumer les restes et les faire transporter d'une manière convenable dans un cimetière. (*Idem*, art. 14.)

Art. XXII.

Les cérémonies précédemment usitées pour les convois sont permises. Les familles en règlent la dépense; mais les cérémonies religieuses ne sont permises hors des églises et aux lieux de sépulture, que dans les endroits où l'on ne professe qu'un seul culte. (*Décret précité* du 3 prairial an XII, art. 18.)

Art. XXIII.

Si le ministre d'un culte refuse son ministère pour une inhumation, l'autorité civile commet d'office, ou sur le réquisitoire des familles, un autre ministre du même culte pour faire l'inhumation. Dans tous les cas, l'autorité civile est chargée de faire porter, présenter et inhumer les corps. (*Id.*, art. 19.)

Art. XXIV.

Les frais et rétributions des ministres des cultes et autres personnes attachées aux églises et aux temples, pour leur assistance aux convois et pour les services requis, sont fixés par le gouvernement. (*Idem*, art. 20.)

Art. XXV.

Défenses à toutes administrations municipales de souffrir le transport, présentation, dépôt, inhumation des corps, ni l'ouverture des lieux de sépulture ; à toutes fabriques d'églises, consistoires ou autres, de faire aucune fourniture pour des funérailles ; à tous curés ou ministres des cultes, d'aller lever aucun corps, ou de les accompagner hors des églises et temples, s'il ne leur a été justifié de l'autorisation de l'officier de l'état civil pour l'inhumation, à peine d'être poursuivis comme contrevenans aux lois. (*Décret* du 4 thermidor an XIII (23 juillet 1805). Voir l'art. II ci-dessus.

Art. XXVI.

Défenses d'établir aucun dépositoire dans l'enceinte des villes. (*Décret* du 18 mai 1806, art. 13.)

Les commissaires de police, à Paris, sont chargés d'y veiller et de constater ces contraventions par des procès-verbaux qu'ils transmettent au préfet de police. (*Décrets* des 23 et 24 prairial an XIII (12 et 13 juin 1805.)

TABLE.

TYPOGRAPHIE DE J. PINARD, IMPRIMEUR DU ROI,
RUE D'ANJOU-DAUPHINE, Nº 8.